DE LA VACCINE

DE

LA VACCINE

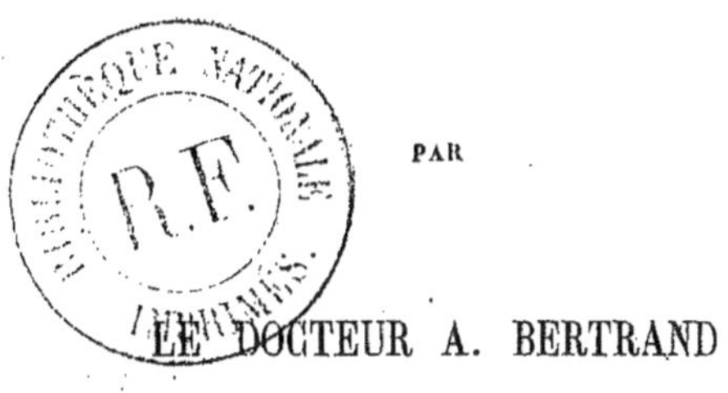

PAR

LE DOCTEUR A. BERTRAND

MÉDECIN DE LA PRÉFECTURE DE POLICE.

Vitam impendere vero.

(Mémoire présenté au Congrès médical de Lyon, 1872)

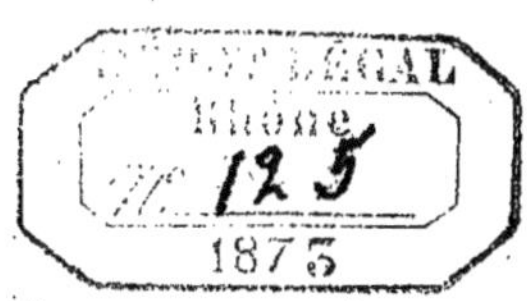

LYON

IMPRIMERIE D'AIMÉ VINGTRINIER

Rue de la Belle-Cordière, 14

1873

DE LA VACCINE

I.

La vaccine est sans contredit la question hygiénique qui
intéresse le plus les peuples modernes ; aussi ne faut-il pas
s'étonner que ce problème ait exercé la sagacité et l'intelli-
gence des savants ayant à cœur l'amélioration et la conserva-
tion de la race humaine.

Autrefois la variole apparaissait tout à coup dans une con-
trée, rien ne pouvait faire prévoir son éclosion, et rien aussi
n'était capable de s'opposer à son développement. Bientôt de
vastes surfaces territoriales étaient envahies, les populations
affolées, émigraient en masse, et le fléau ne s'arrêtait que faute
d'aliments, après avoir semé la mort sur son passage ou
laissé à ceux qui avaient eu le rare bonheur de lui échapper
des traces indélébiles et hideuses.

Une épidémie plus meurtrière que les précédentes devait en
faire accepter le spécifique à la science craintive et aux populations ignorantes.

A la longue suite des revers militaires qui marquèrent à la
fin le règne du grand roi, Louis XIV vit s'ajouter de plus
grands malheurs encore : « On n'est plus heureux à notre âge »,
disait-il avec amertume.

Bientôt en effet, la petite vérole confluente envahit ses Etats,
et, rien ne s'opposant à la marche rapide du fléau, toutes les
classes de la société fournirent un large tribut à la mort.

L'épidémie gagna Versailles, les héritiers directs du trône

de France moururent tous, et le grand roi, comprenant enfin le néant des choses d'ici bas, descendit au tombeau, laissant la couronne à un enfant de 15 ans 1/2, son arrière petit-fils.

La cause de la vaccine allait être gagnée.

En effet, les navigateurs savaient depuis longtemps que les trafiquants d'esclaves géorgiennes, avant de les livrer aux riches musulmans de Constantinople, leur communiquaient un préservatif de la petite vérole. Grâce à ce procédé, leur marchandise augmentait de valeur et devenait d'un débit plus facile.

Le secret des marchands d'esclaves fut surpris par une Anglaise, lady Wortley de Montagu, ambassadrice d'Angleterre à Constantinople ; celle-ci, dans un but de coquetterie bien excusable chez une femme, l'employa pour elle-même.

Il est probable que ses espérances furent réalisées, puisque à son retour en Angleterre elle fit part de sa découverte à ses amies, et s'en fit la propagatrice.

Elle n'obtint tout d'abord qu'un succès médiocre.

En 1738, lady Wortley parvint à se procurer à Constantinople, du virus plus frais ; l'inoculation en fut pratiquée avec plus de soin, les sujets vaccinés furent placés dans des conditions de température plus favorables que la première fois, et la plupart des ladies anglaises qui avaient bien voulu se soumettre à ses expériences n'eurent qu'à se louer de leur courage, elles furent respectées dans les épidémies consécutives de variole.

Ces expériences, malgré leur importance, furent peu connues, jusqu'au moment où le capitaine Cook, de retour de ses voyages, raconta que les habitants des hauts plateaux de l'Asie et de la Perse connaissaient un moyen qui les préservait presque infailliblement de la petite vérole. Je ferai remarquer que la Géorgie et la Perse, sont deux contrées limitrophes, et que les mêmes marchands d'esclaves se vendaient aussi facilement en Perse qu'à Constantinople, d'où il résulte qu'il n'est pas impossible que leur commerce ait contribué à faire connaître la vaccine en Perse, comme elle l'a été à Constantinople.

A peu près à la même époque, les propriétés préservatrices du vaccin étaient reconnues en France. Ainsi, nous voyons un Français, Rabaut-Pommier, ministre protestant des environs de la ville de Nîmes, forcé de s'expatrier à la suite de la révocation de l'édit de Nantes, aller se réfugier à Bristol, où il raconte à son médecin, le docteur Pugh, que dans le comté de Montpellier les paysans qui prenaient la picotte du pis des vaches étaient exempts de la petite vérole, qu'ils portaient leurs enfants dans les étables des vaches. contaminées, afin de leur inoculer le liquide de la picotte, et que ceux-ci devenaient à leur tour réfractaires à la variole.

Aussi Rabaut-Pommier insistait auprès du docteur Pugh pour qu'il inoculât à l'homme la picotte des vaches, lui représentant qu'elle était constamment sans danger et un préservatif assuré de la petite vérole. Pugh ne fit aucune inoculation, mais il communiqua ses données à Jenner, qui déja étudiait la question. Celui-ci pria deux de ses confrères, Ferwter, chirurgien, à Thorubury, dans le comté de Glocester, et Sutton, chirurgien dans le Devonshire, de faire des inoculations de picotte des vaches.

La plupart des innoculations faites par ces deux chirurgiens ne réussissant pas, Jenner leur conseilla d'innoculer ces mêmes paysans avec du virus variolique.

Ces innoculations furent également stériles.

Alors l'enquête révéla que cette inaptitude à contracter la petite vérole venait de ce que ces paysans avaient été spontanément, dans leurs étables, contaminés par le virus préservateur.

Dès lors, Jenner n'hésita plus à étudier de près les faits qu'il avait observés depuis longtemps, à leur donner un caractère d'authenticité indiscutable, et à doter la science d'une de ses plus belles découvertes.

Jenner (Edward) naquit le 17 mai 1749, à Berckley, dans le comté de Glocester, de Jenner, Etienne, maître ès-arts de l'Université d'Oxford, recteur de Rockhampton, vicaire de Berckley, et de Miss Head, Jane, fille de Head, Henri, vicaire prébendé de Bristol et curé de Berckley.

Par sa naissance, il appartenait à la bourgeoisie aisée et

instruite du comté de Glocester, et sa famille était la première du village de Berckley.

A l'âge de 18 ans, il se rendit à Sudburry, pour y étudier la chirurgie, sous la direction de Ludlow Daniel, qui, voyant les heureuses dispositions de son élève, l'envoya à Londres suivre les cours du célèbre Hunter.

Cet illustre chirurgien lui enseigna l'anatomie, et l'associa à un cours d'histoire naturelle et d'anatomie comparée.

Ses connaissances particulières lui valurent l'honneur d'être attaché au capitaine Cook pour l'accompagner dans ses voyages en qualité de zoologiste.

Mais de retour dans sa patrie, vers 1775, Jenner renonça à tous les brillants avantages qui s'offraient à lui, et se fixa à Berckley, son pays natal.

Bientôt il s'appliqua presque exclusivement à l'étude de la vaccine ; ses confrères lui firent une guerre occulte ; pour échapper à leurs tracasseries, Jenner passa le détroit et vint en France se fixer à Boulogne.

La colonie anglaise de cette localité fut vaccinée toute entière par ses soins; les résultats obtenus furent si concluants, que Jenner, désormais illustre, revint dans son village de Berckley, y continuer son œuvre humanitaire.

Jenner, simple dans ses goûts, dépourvu d'ambition ne chercha qu'à être utile aux hommes. Honoré de l'estime générale, il se vit recherché par toutes les Sociétés savantes du globe et complimenté par tous les souverains de l'Europe.

Tous ces honneurs lui pesaient : sa rare modestie s'effarouchait de la juste célébrité qui s'attachait à son nom, il la fuyait, ne croyant pas l'avoir méritée.

Après *avoir passé en faisant le bien*, il mourut à l'âge de 74 ans, le 26 janvier 1823.

Les médecins français, les premiers, conçurent l'idée de lui élever une statue à Boulogne. Leur exemple eut bientôt des imitateurs en Angleterre. Une des rues de Paris porte son nom ; et l'on ne saurait trop honorer celui qui a doté l'humanité d'un bienfait qui s'étend à tout le globe, et dont nul inconvénient ne vient diminuer le prix.

II.

L'apparition de la petite vérole provoque chaque année de la part de l'autorité certaines mesures dont l'exécution intelligente et l'application rigoureuse [doit tout d'abord atténuer et peu à peu faire disparaître l'épidémie régnante.

C'est de la *vaccination* et de la *revaccination* que je veux parler. Tous savent que depuis quelques années la science a mis en avant un vaccin qui, sous le nom de cowpox, était censé posséder des propriétés plus actives que le vaccin humain généralement employé.

Cette dénomination de cowpox donnée à la *pustule de la vache* vient de Jenner, il n'est donc pas inutile de bien connaître quel est le produit que Jenner désignait ainsi, afin de savoir si le cowpox employé à Paris est bien de la même nature.

En 1870, malgré l'enthousiasme que la vaccination animale avait excité dans toutes les clases de la société, de nombreux insuccès avaient failli compromettre à tout jamais ce virus que l'on prétendait être de beaucoup supérieur au vaccin humain. Les espérances conçues et les résultats promis ne se réalisant pas, l'Académie de médecine, demanda par la voie de la presse quelques vaches atteintes du *cowpox spontané*, c'est-à-dire du seul et vrai cowpox.

On ne put satisfaire sa légitime demande; et voici pourquoi :

Le *cowpox spontané* ou cowpox jennérien tire son origine d'une affection pathologique spéciale à certaines races de chevaux.

Cette maladie, susceptible d'être transmise à la vache, se transforme dans l'organisme de cet animal, et donne naissance à une éruption pustuleuse, caractérisque et toute spéciale. C'est la vaccine.

De prime abord, l'on serait tenté de croire qu'il est très-facile de trouver des chevaux atteints de la maladie dont il s'agit, puis d'inoculer à la vache le virus produit par cette affection, et en résumé d'obtenir des pustules d'un vaccin actif, pourvu de toutes les qualités préservatrices voulues. C'est une erreur profonde. Les chevaux atteints de l'affection dont je vais parler sont très-rares. On ne les trouve jamais dans les grandes villes, et encore moins dans les infirmeries des vétérinaires les plus en renom.

Jenner croyait tout d'abord que les chevaux atteints du *grease,* appelé par nos vétérinaires les *eaux aux jambes,* pouvaient transmettre à la vache la pustule vaccinale. — Mais bientôt une observation plus attentive lui révéla que pour déterminer l'apparition du cowpox, le grease devait évoluer d'une manière anormale, et revêtir une forme pathologique particulière. Aussi, afin de ne rien faire préjuger sur son origine et sa nature, Jenner appela cette maladie, le *soreheels, mal des talons*.

Cette désignation n'indique que le siége de l'affection. Le problème à résoudre consiste à savoir de quel nom s'appelle aujourd'hui, en pathologie vétérinaire, l'affection correspondant au sore-hels.

L'opinion la plus généralement admise consiste à regarder le javart comme étant le sore-hels de Jenner.

Le javart affecte plus particulièrement les cheveux de race commune, élevés sur des lieux humides, mal nourrris, peu soignés, excédés de fatigue, et dont les extrémités sont naturellement fortes et chargées de poils.

Les chevaux hollandais, flamands, allemands et ceux du nord de la France y sont assez sujets.

Le javart a un aspect hideux et dégoutant il siége au pli du paturon et au talon : il débute toujours par un seul ou les deux membres postérieurs, d'où il passe souvent aux membres antérieurs.

Cette affection, d'abord aiguë, peut dans certains cas devenir constitutionnelle.

Elle consiste en de véritables ulcères sordides, laissant suinter un fluide séreux et limpide, dégénérant bien vite en une sanie ichoreuse, verdâtre ou jaunâtre, très-âcre, d'une fétidité particulière et repoussante.

Telle est la source du produit qui, transmis à la vache et élaboré dans son organisme, est susceptible de produire le vaccin.

Reste à savoir quelle est la partie du liquide du javart qui peut être inoculée, et de quelle manière doit se faire cette inoculation.

Tout ce qui, dans le javart, est matière purulente, est totalement dépourvu d'action spécifique. Il est à noter qu'à ce point de vue le javart et les pustules vaccinales ont un grand point de ressemblance, ces dernières ne sont plus inoculables dès que leur liquide se transforme en pus.

C'est donc dans le liquide limpide, incolore, clair et transparant qui suinte, non pas sur le fond de l'ulcère, mais sur les bords indurés et calleux de ce même ulcère, qu'il faut chercher le principe actif.

Le cheval porteur de la maladie doit en être atteint depuis fort longtemps, de manière à ce qu'elle constitue pour lui une sorte de diathèse.

Ce liquide s'altère très-rapidement, ne se conserve pas au-delà de quelques heures, et ne peut supporter même de faibles variations de température.

Il serait illusoire d'essayer de le conserver dans des tubes fermés : il perd bientôt toute son action.

Quand à le conserver desséché sur des plaques de verre, il ne faut pas non plus y songer ; il ne se dessèche pas, mais s'évapore, ne laissant sur la plaque qu'une empreinte de son passage.

L'examen microscopique me l'a montré en tout semblable à une goutte d'eau pure.

Pour l'employer avec succès, il faut le recueillir sur le cheval et le transmettre immédiatement à la vache, que l'on conservera dans la même étable.

Cette transmission à la vache, doit se faire par voie d'inoculation.

L'inoculation par la lancette ne réussit pas souvent ; voici le procédé que j'ai dû employer et qui m'a donné les meilleurs résultats :

Je frottais avec une brosse ou un linge assez rude, le trayon de la vache, au point de l'excorier légèrement en plusieurs places, mais sans le faire saigner.

Puis, avec un pinceau à lavis imbibé de la matière contagieuse, je badigeonnais une ou plusieurs fois le trayon de la vache.

Après cela, avec un linge vieux et souple, imbibé à son tour du liquide de javart, j'enveloppais le pis de l'animal ; je faisais, pour ainsi dire, une espèce de pansement sur ce trayon, et je laissais mon appareil en place un ou deux jours.

La vache était maintenue dans une atmosphère constante de 25 degrés centigrades ; j'avais le soin de ne pas la laisser sortir, et cinq ou sept jours après, le trayon devenait rouge et enflammé, pour se couvrir bientôt après d'une belle éruption de cowpox.

Ce procédé est celui qui donne les meilleurs résultats.

Quand on a obtenu du cowpox, on peut se servir de celui-ci pour l'inoculer directement à des vaches adultes. Je crois devoir même ajouter qu'il est préférable d'opérer avec ce vaccin, à l'exclusion du liquide du javart ; car les pustules que l'on obtient sont plus grosses, mieux remplies et peuvent servir de type pour les vraies pustules vaccinales ; de plus, leur inoculation réussit toujours si l'animal n'a pas été contaminé.

III

Ces principes, que nous mettons en avant après les avoir vérifiés à diverses reprises, nous ont été primitivement suggérés par les observations que Jenner, le premier, avait su bien faire

En 1799, Jenner s'aperçut que dans les fermes du pays de Berckley l'apparition du cowpox coïncidait avec l'existence du sore-heels chez les chevaux, et que souvent la matière virulente qui s'écoulait des ulcères du sore-heels déterminait sur les mains des hommes qui en étaient atteints des ulcères sanieux et difficiles à guérir.

Ce que Jenner ne dit pas, c'est que ce n'était que par exception que les palfreniers étaient atteints d'ulcères provenant du sore-heels, et que la plupart d'entre eux en étaient exempts.

Cette remarque est très-utile à faire, parce qu'elle nous

prouve la difficulté que l'on rencontrera dans l'inoculation directe à l'homme du virus de sore-heels.

L'apparition de ces ulcères rendait les hommes qui en étaient atteints réfractaires au cowpox et au smallpox (petite vérole).

Il est à présumer que cette inoculation du virus aux vaches, avait lieu, non pas seulement par le liquide des ulcères sanieux, que les paysans portaient aux mains, mais encore par du liquide du javart, transporté mécaniquement et accidentellement sur leurs doigts, des paturons des chevaux aux trayons de la vache, et cela, à cause de l'incurie et de la malpropreté de ces paysans.

Les pustules déterminées sur les mains de ces hommes par le sore-heels, quoique peu semblables aux pustules du cowpox, dans leur apparition, leur évolution et leur aspect physique, sont cependant très-actives, et leur inoculation au bras n'échoue jamais quand le sujet inoculé n'a pas eu lui-même des ulcères de sore-heels, de cowpox ou de smallpox.

Lorsque le sujet inoculé a contracté, depuis un certain temps déjà, le cowpox ou la petite vérole, le liquide du sore-heels peut encore, dans bon nombre de cas, amener sur les mains de cet homme des ulcères préservateurs.

Ces observations, que Jenner avait faites en 1799, ont reçu de nombreuses et éclatantes confirmations.

Nombre de fois, le liquide du sore-heels a été inoculé à l'homme, et dans certains cas, l'on a obtenu de magnifiques pustules, qui, à la troisième génération étaient toutes semblables aux pustules vaccinales.

Ces inoculations du sore-heels à l'homme prouvent que la vache n'est pas un intermédiaire indispensable à la production du vaccin. C'est un facteur utile, dont il est bon de se servir, mais dont, en somme, on peut facilement se dispenser.

Les pustules, ainsi obtenues ne sont pas aussi semblables à celles de la petite vérole que celles qui proviennent de l'inoculation du cowpox ou du vaccin humain.

Mais ce qui permet de négliger cette imperfection, toute physique, c'est d'abord qu'elle est temporaire, puisqu'à leur troisième génération ces pustules s'ombiliquent et deviennent identiquement semblables à la pustule de la petite vérole et du vaccin.

En second lieu, fait bien autrement capital, c'est que le virus de ces pustules est bien plus contagieux que celui du vaccin ordinaire; tandis qu'en vaccinant des vaches avec du vaccin humain, celui-ci se reproduit sur elles, tel qu'il leur a été donné, avec ses qualités et ses imperfections.

Cela est si vrai que, dans certaines inoculations, bien faites, avec le pus du sore-heels, sur des individus déjà vaccinés avec du vaccin humain, l'on a obtenu des pustules vaccinales et l'on n'en a jamais vu apparaître en vaccinant avec le vaccin humain ou le cowpox, les individus antérieurement affectés d'ulcères de sore-heels

Le vrai cowpox, que j'appellerai cowpox jennérien, est une affection très-rare. Ce n'est que dans des campagnes peu fréquentées, éloignées de tout centre populeux, dans des pays humides, marécageux et malsains, qu'on le voit apparaître au commencement des printemps pluvieux. Il se reproduit alors par voie de contamination, tant que dure la saison chaude.

On le trouve en Angleterre, en Ecosse, dans le Holstein, aux environs de Berlin, dans la partie centrale de la Suède, aux environs de Kiel, en Russie, dans le Caucase, en Hongrie, quelquefois en Suisse.

En France, on le rencontre dans le département du Nord, quelquefois en Bretagne, aux environs de Paris. A Montfermeil, il apparaît presque chaque année dans les laiteries dépendantes du château.

Hors de ces centres épidémiques, il peut s'en trouver de loin en loin quelques cas qui échappent à tout contrôle.

Quant au javart, il est plus répandu.

Il se développe, non pas dans les pays dont la principale industrie consiste dans l'élève des chevaux, non plus que dans les grandes cités, ou, comme à Paris, ils sont agglomérés pour satisfaire aux exigences industrielles et sociales; mais dans les campagnes pauvres et lointaines, peu fréquentées, où le cheval mal nourri, mal soigné, forcé à un rude labeur, ne reçoit pas ce qu'en échange il a le droit de demander à l'homme, c'est-à-dire une alimentation saine, abondante et une bonne hygiène.

Il attaque de préférence les chevaux courts et trapus, dont les extrémités inférieures sont plongées dans l'humidité ou l'eau ; aussi recommandons-nous aux chercheurs les chevaux qui hâlent les bateaux et qui sont obligés, pour cela faire, de marcher dans la rivière ; ou ceux qui, plus malheureux encore, en France et en Hongrie, sont employés dans les étangs ou les marais à la pêche des sangsues.

Vu la rareté du javart et du cowpox, il est facile de prévoir que le vaccin jennérien sera de plus en plus rare et peut-être même, disparaîtra tout à fait.

En effet, au fur et à mesure que les populations s'éclairent, que les connaissances pénètrent plus avant dans les campagnes, le paysan fait soigner son cheval par un homme compétent; ausi le javart constitutionnel perd-il peu à peu de sa virulence.

D'un autre côté, il est bien rare que les soins à donner aux chevaux soient, de nos jours, confiés aux mêmes hommes qui s'occupent à traire les vaches, d'autant plus que ces deux espèces d'animaux sont aujourd'hui peu souvent en contact dans les mêmes étables.

Par là, les cas d'inoculation fortuite et d'apparition spontanée du cowpox sont peu probables. Jenner avait bien prévu cette éventualité, et son pronostic semble se réaliser.

Certains auteurs, méconnaissant les propriétés virulentes du javart constitutionnel ou chronique, parce qu'ils s'étaient adressés au javart accidentel ou aigu, ont avancé que le cheval était porteur d'une affection congénère et bien supérieure au cowpox ; ils l'ont appelée horsepox.

Aussi, affirmant que le horsepox inoculé à la vache pouvait déterminer le cowpox, ils ont préconisé l'inoculation directe à l'homme du horsepox.

Or, le horsepox n'existe pas en tant qu'entité pathologique, et mes observations me permettent d'affirmer que cette dénomination de horsepox s'applique à une série de manifestations pustuleuses, différentes entre elles, et qui n'ont aucune analogie avec le cowpox, qu'elles ne produisent jamais, ou le javart.

Quelquefois, on fait naître le horsepox en inoculant au pis d'une jument, contaminée par le sore-heels ou non, le virus du cowpox.

Si l'inoculation réussit, il se produit une pustule non ombiliquée, semblable à toutes les pustules en général, quelle qu'en soit la nature.

Par la réinoculation, elle ne se reproduit pas, et son action préservatrice est nulle.

En résumé, la pustule du horsepox a une existence éphémère ; elle naît, se développe et meurt à tout jamais sur le même sujet ; il est impossible de l'inoculer à la vache ou à l'homme ; elle ne peut donc lui conférer une immunité quelconque et lui fournir les grands avantages que lui procure le sore-heels ou le cowpox.

IV.

Ces faits étant parfaitement établis, et les praticiens ayant la possibilité de les reproduire, de les soumettre à une critique sévère, pourvu toutefois qu'ils aient le soin de se placer dans les conditions d'expérimentation que j'ai indiquées, et qui sont absolument indispensables à la réussite de leurs tentatives ; il faut admettre que, suivant le cas, le médecin pourra employer directement sur l'homme trois sortes de virus préservateur :

  1° Le liquide du sore-heels ;
  2° Le virus du cowpox ;
  3° Le vaccin humain.

Je vais tâcher d'expliquer quelles sont les conditions générales qui doivent déterminer l'emploi de tel ou tel vaccin.

Il résulte des observations de Jenner que les paysans contaminés par le sore-heels étaient préservés pendant bien plus longtemps que ceux qui contractaient le cowpox. Mais cet avantage capital du sore-heels perd de sa valeur, si l'on considère, d'une part, la rareté de l'affection équine et la difficulté que l'on éprouve à se procurer en bon état le liquide préservateur.

Dans nos grandes villes, il est de toute impossibilité de s'en servir ; il faudrait pour cela avoir sur les lieux un cheval malade, et j'ai de fortes présomptions pour croire, que par le fait de son déplacement, cet animal ne fournirait plus un liquide actif.

Le meilleur vaccin que l'on puisse employer est le cowpox jennérien, ou vaccin originaire et primitif. Sa pureté est incontestable ; mais, comme activité, le vaccin humain de première génération lui est supérieur.

Ce cowpox ne doit pas être confondu avec ce que, dans Paris, les années précédentes, on a préconisé et longtemps employé sous ce nom.

Ce virus, que l'on devrait appeler vaccin purement et simplement, est un produit artificiel obtenu par l'inoculation aux trayons d'une jeune génisse ou sur un point quelconque de sa peau dénudée, du vaccin pris sur le bras d'un homme.

D'après les résultats obtenus en 1870, ce virus est en général peu actif.

Le vaccin humain ne se régénère pas sur la vache, mais cet animal le reproduit tel qu'il lui a été donné, avec ses qualités et ses vices.

Pour cela, faut-il encore que la vache soit dans des conditions physiologiques convenables d'âge et de santé.

Or, quiconque, en 1870, a vu à Paris les vaches vaccinifères, est parfaitement édifié à ce sujet.

Ces génisses étaient presque toujours trop jeunes, étiolées, souffreteuses, malingres et presque rachitiques ; les pustules qu'elles fournissaient étaient petites et flasques, et trèssouvent dénuées de toute activité.

Il faut, au contraire, que l'animal soit adulte, fort, gras, bien nourri, vif ; ces conditions sont essentielles, car la vache ne pouvant régénérer le vaccin, il faut aussi qu'elle ne puisse l'altérer.

Au lieu d'inoculer à la vache le vaccin humain, on devra employer le sore-heels ; par là on obtiendra du vrai cowpox, facile à être recueilli et conservé dans des tubes ou sur des plaques de verre, pour être envoyé au loin.

Lorsque, avec ce cowpox, on aura obtenu du vaccin humain, il sera mieux de vacciner avec ce vaccin plutôt que d'employer le cowpox, à la condition toutefois que le vaccin humain n'aura pas dépassé la quatrième génération. A partir de cette génération, le vaccin perd beaucoup de sa puissance, sans cependant cesser complètement d'être actif.

La vaccination, pour réussir dans presque tous les cas, exige certaines précautions que le vaccinateur n'observe pas toujours.

Il faut d'abord que le vaccin, employé frais ou dilué dans de l'eau, sur les plaques où on le recueille, soit très-liquide

Il ne faut pas que la quantité d'eau employée excède quatre fois le volume du vaccin.

Il est indispensable qu'il ne renferme aucune particule desséchée sous forme d'écaille ; car, introduite sous l'épiderme, elle pourrait provoquer une petite inflammation suppurative toute locale qui nuirait au succès de l'opération et aurait pour résultat une *fausse vaccine*.

Il faut, avec la lancette à inoculation, soulever délicatement l'épiderme, déposer le virus sur le derme, en évitant de faire couler le sang ; l'absorption en est immédiate. L'hémorrhagie, quelque faible qu'elle soit, peut entraîner la matière virulente et empêcher l'éruption pustuleuse de se produire.

J'ai souvent eu à me louer, sur des sujets anémiques, scrofuleux ou déjà vaccinés, du procédé suivant : j'appliquais un sinapisme sur la région où je devais pratiquer l'inoculation ; dès que la rougeur de la partie m'indiquait une suractivité circulatoire, j'opérais, en me conformant à tous les préceptes exposés plus haut. La réussite était presque infaillible.

J'ai eu l'occasion de prononcer plus haut le mot de *fausse vaccine*.

La *fausse vaccine* est la pustule que l'on obtient par l'emploi d'un virus inactif, ou bien par un mauvais procédé d'inoculation, ou bien encore parce que le sujet a déjà été vacciné ou atteint de la petite vérole, et qu'il est encore sous l'influence tutélaire de ces deux virus. Dans des cas beaucoup plus rares, la fausse vaccine se développe sur des sujets réfractaires à la vaccine et à la variole.

Voici quels sont les principaux signes qui permettent de distinguer l'une de l'autre :

1° La vraie vaccine se révèle, en général, quatre jours après l'inoculation.

La fausse vaccine apparaît un ou deux jours, dans certains cas, quelques heures après l'inoculation.

La vraie vaccine fait son apparition à la suite d'un cortége de symptômes fébriles assez prononcés.

Rien d'analogue ne précède l'éclosion de la fausse vaccine.

2° La pustule de la première est, avant son éclosion, précédée par une petite induration donnant la sensation d'un petit grain de plomb sous la peau.

Rien de cela n'a lieu dans la seconde.

3° La pustule de la vraie vaccine est ombiliquée, plate ; elle existe toujours. La pustule de l'autre n'est jamais ombiliquée ; elle est accuminée, souvent même elle n'existe pas ; une croûte jaunâtre la remplace.

4° La vraie pustule vaccinale est élastique, ferme et se laisse comprimer jusqu'à un certain point sans éclater.

La pustule de la fausse vaccine est molle et se déchire à la plus légère pression.

5° La pustule du vrai vaccin semble être adhérente au derme et aux parties subjacentes ; elle est cloisonnée, formée de plusieurs loges contenant un liquide clair, transparent, gommeux et coulant avec difficulté.

L'autre est mobile, formée aux dépens de l'épiderme ; elle consiste en une seule loge, renfermant un liquide fluide plus ou moins trouble et coulant facilement.

6° Le vaccin n'est jamais purulent.

Le faux vaccin l'est toujours.

7° L'évolution de la vraie pustule est lente, régulière, ses phases sont parfaitement déterminées à l'avance.

L'évolution de la fausse vaccine est irrégulière et tout à fait imprévue.

8° La croûte de la pustule vaccinale est dure, sèche, écailleuse.

Celle de l'autre est pulvérulente, molle, friable.

9° La réinoculation ne réussit pas immédiatement pour la vraie vaccine.

Pour la fausse vaccine, elle réussit toujours et indéfiniment.

10° Enfin, la vraie vaccine confère l'immunité pour la variole.

La fausse vaccine est tout à fait dépourvue de cette action préservatrice.

Tels sont, en abrégé, les principaux signes par lesquels on pourra toujours différencier le vrai vaccin du faux.

C'est avec connaissance de cause que je parle ainsi ; voilà longtemps que je m'occupe avec assiduité de cette question de vaccination et revaccination. Je dois le dénoncer hautement, j'ai vu la fraude la plus blâmable se glisser dans la pratique de cette opération.

Non-seulement, lorsque la vaccination échouait et ne donnait que de fausses pustules, il était dit au sujet que la vaccination était bonne et légitime, mais encore j'ai la certitude que quelques opérateurs, voulant faire croire à des revaccinations dont le succès était infaillible, n'ont pas hésité à inoculer l'huile de croton, au lieu d'employer un vaccin actif et de bon aloi.

V.

CONCLUSION. — Ce mémoire n'aurait aucune raison d'être, si l'on ne devait en tirer immédiatement quelque enseignement pratique utile à tous.

Le premier, c'est de rendre possible la vaccination avec un virus primitif en possession de toute l'activité voulue et indispensable à la réussite de cette opération.

Le second, c'est d'empêcher la disparition du cowpox jennérien, puisqu'on pourra le reproduire sur des génisses à l'aide du javart constitutionnel, d'où résultera l'abandon de cette mauvaise méthode de la vaccination par la vache, telle qu'elle a été préconisée à Paris, en 1870.

En troisième lieu, il sera possible de régulariser l'application de la vaccination suivant l'âge, le sexe, le tempérament du sujet à vacciner. On pourra employer du vaccin de première, seconde ou troisième génération.

Quant aux revaccinations, nous engageons à employer exclusivement le cowpox jennérien.

Après avoir étudié la valeur relative des diverses espèces de vaccin, il ne me reste plus que quelques mots à dire sur les mesures de police sanitaires qui devraient être prises en France, dans le but d'assurer la propagation de la vaccine, prévenir la formation et arrêter la marche des épidémies de variole.

Pour remplir cet objet, le meilleur moyen serait, à mon avis :

1° De forcer, par une loi, les parents à faire vacciner leurs enfants, par le médecin de l'état-civil, au moment de la déclaration de naissance. Un registre à souche ferait mention de la vaccination et permettrait, lorsqu'elle aurait réussi, de délivrer un certificat dont le talon, restant à la mairie, servirait plus tard de base aux statistiques vaccinales. Par le seul effet de cette loi, nul ne pourra échapper à la vaccination.

2° D'engager fortement tous les directeurs de maisons d'éducation en général à faire revacciner tout élève ayant atteint l'âge de quatorze ans,

3° De s'adresser au zèle de nos confrères de l'armée, pour que, chaque année, ils soumettent à la revaccination le contingent appelé sous les drapeaux.

Ainsi, il ne pourra exister en France un seul individu qui n'ait pas été vacciné au moins une fois, et très-peu échapperont à la revaccination.

Le procédé me paraît radical et très-pratique, puisque la déclaration de naissance est obligatoire ; ce n'est pas compliquer l'exécution de cette prescription légale que d'y ajouter l'obligation de la vaccination.

Cet opuscule existait déjà avant que le Congrès médical de Lyon eût l'heureuse inspiration de mettre cette question à l'étude ; il ne pouvait se présenter une occasion plus favorable de produire ce que mes expériences, se basant sur plus de 2,000 vaccinations et au moins autant de revaccinations, m'ont permis de constater. Et si je puis être, par là, de quelque utilité à mes semblables, la gloire doit en revenir à Jenner, qui, le premier, a vu, étudié et généralisé le vaccin.